Dr MOUNIER

L'ASTHME DES FOINS

LE CORYZA CHRONIQUE

TRAITEMENT

DU ROLE PRÉPONDÉRANT DE L'AUTO-INTOXICATION

DANS

E CORYZA PÉRIODIQUE ET APÉRIODIQUE

DÉDUCTIONS THÉRAPEUTIQUES

DU ROLE PRÉPONDÉRANT DE L'AUTO-INTOXICATION

DANS

LE CORYZA PÉRIODIQUE ET APÉRIODIQUE

DÉDUCTIONS THÉRAPEUTIQUES

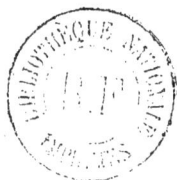

PAR

Le D' MOUNIER (de Paris)

Nous venons, dans ce travail, apporter notre contribution à l'étude des troubles vaso-moteurs de la pituitaire ; question s'il en fut, à l'ordre du jour, qu'on envisage purement le syndrôme hydrorrhéique ou l'ensemble des troubles morbides constituant la rhino-bronchite spasmodique.

Nous avons surtout étudié le côté pratique de la question, c'est-à-dire l'étiologie, nous basant uniquement sur des faits pour arriver à des déductions thérapeutiques.

La littérature médicale sur ce sujet, est des plus riches, cela ne veut pas dire que sa lecture mette au point la question, car il y a presque autant de théories que de travaux.

Deux monographies, toutefois, parues presque en même temps (1899), celle de Lermoyez sur l'*hydrorrhée nasale*, et celle de Garel sur le *rhume des foins*, donnent en se complétant l'une l'autre, des idées très nettes sur la question.

Si je ne partage pas complètement toutes leurs opinions (différentes du reste sur certains points) nos vues générales sont cependant bien voisines, l'interprétation, seule, des faits observés diffère.

Nous ne saurions pour notre part voir aucune différence entre les deux grandes divisions du coryza spasmodique ; la *cause déterminante* seule est variable. C'est dire que le *coryza spasmodique apériodique* (réduit ou non à l'une quelconque de ses manifestations, hydrorrhée, éternuements, obstruction nasale), et le *coryza spasmodique périodique* ne sont qu'une seule et même manifestation d'un état général semblablement mauvais.

Les causes adjuvantes, ou déterminantes des accès sont seules différentes.

Si c'est en été le Pollen des graminées qui vient irriter à l'excès une pituitaire très réceptive pour cet agent et pourtant à peu près réfractaire aux causes habituelles d'irritation dans notre vie de chaque jour, nous sommes en présence de l'asthme des foins.

Si au contraire la pituitaire ne peut rien tolérer, c'est au coryza apériodique que nous avons affaire ; et là encore, il est bien rare, si on observe attentivement les malades, de ne pas trouver chez ceux de cette catégorie une recrudescence des accès au printemps.

Le pollen serait donc l'agent d'irritation nasale le plus actif ; et de fait la violence des accès qu'il détermine ne peut être comparée à celle qu'on observe dans les autres formes du coryza spasmodique.

Il nous reste à déterminer la *cause de cette sensibilité exagérée de la pituitaire aux agents extérieurs.*

Nombre d'auteurs rapportent tout aux lésions nasales, qui d'après eux déterminent les symptômes observés. Les autres, mettent en jeu l'état général : la diathèse goutteuse et l'action de l'acide urique ; on a même accusé les toxines engendrées par le protoplasma des graines de pollen.

Toutefois l'accord est à peu près fait sur la nécessité, pour l'éclosion de la maladie, d'un terrain arthritique.

Pour nous, toutes les causes locales invoquées ont été fidèlement observées, mais nous estimons qu'elles ne sont que des épiphénomènes se montrant comme accidents de l'auto-intoxication des sujets. Hypertrophie des cornets, augmentation considérable de la sensibilité de la muqueuse nasale, au niveau des éperons, hydrorrhée, congestions, obstructions nasales passagères, asthme soi-disant d'origine nasale, mais vraisemblablement concomitant, tout peut se relier à l'auto-intoxication avec *élimination des toxines par la pituitaire.*

A ce point de vue nous ne sommes pas loin d'être complètement du même avis que notre confrère le Dr Lermoyez qui écrit dans son travail sur l'hydrorrhée nasale « c'est un organisme qui plus ou moins spontanément fait sa décharge morbide sur la pituitaire comme il le ferait par une crise de migraine ou une attaque d'épilepsie. » Il admet lui aussi une altération de l'état général, sans toutefois toucher à la cause de ces décharges morbides ; pour lui aussi, comme pour nous, les lésions nasales sont le résultat et non la cause du *flux nasal*, et il le démontre sans conteste.

C'est l'excitation des filets secrétoires vaso-dilatateurs ou sensitifs du nerf maxillaire supérieur qui donne l'hydrorrhée, l'obstruction nasale, les éternuements ; les lésions simplement hyperhémiques du début deviennent peu à peu hypertrophiques.

Quant *au pourquoi* de l'excitation des différents filets du nerf maxillaire supérieur, c'est un point que tout le monde laisse dans l'ombre. La cause première de l'excitation du trijumeau nasal est cependant une question qui vaut la peine qu'on s'y arrête, car s'il est bien de combattre les troubles vaso-moteurs il est mieux encore de savoir qui les produit. Les diathèses commencent à avoir fait leur temps, et c'est peu pour un malade de se savoir neuro-arthritique, il préférerait sûrement avoir en mains les moyens de modifier ses fâcheuses tendances aux troubles de la nutrition.

Nous pensons que *l'origine* des poussées congestives est uniquement d'ordre *toxique* ; certaines causes extérieures pouvant agraver notablement les phénomènes observés. Nos malades sont des neuro-arthritiques, mais ils ont des fonctions digestives viciées, et les toxines fabriquées, produisent, augmentent, grossissent démesurément les petits troubles physiologiques habituels, et tenant à l'état nerveux.

Nous avons ainsi, suivant le plus ou moins de passage de toxines dans la circulation, tous les degrés observés dans les crises, depuis le calme qui fait croire à la guérison jusqu'aux accès compliqués d'asthme.

Qu'on ne nous objecte pas que c'est une vue de l'esprit, car en dehors des faits positifs relatés dans nos observations, où il y a juxtaposition pour ainsi dire absolue entre l'éclosion de nouveaux accès de rhino-bronchite et un écart de régime, nous connaissons bien la dyspnée toxique dont rien ne peut venir à bout si ce n'est un régime sévère, lacté pur habituellement.

Pour la réalité de l'élimination des toxines gastriques par les glandes, nous citerons un travail récent de MM. Leredde et Alb. Robin sur le rôle de la dyspepsie dans la genèse des dermatoses. Le processus est le suivant : fermentations gastriques comme point de départ, lésions sanguines servant d'intermédiaire, et enfin comme résultats lésions cutanées diverses. Ils insistent sur un point, c'est l'élimination directe par la peau, l'examen de la sueur permettant de penser qu'il y a *irritation des filets sensitifs du derme par les produits de fermentation gastrique.*

Il est bien certain que s'il y a élimination par la peau, il doit y avoir élimination par les muqueuses ; et alors se trouve réalisé *normalement*, le cas des troubles sécrétoires et congestifs produits dans l'intoxication expérimentale par la muscarine, cette substance amenant l'excitation des filets sécrétoires et vaso-dilatateurs venant du nerf maxillaire supérieur pour se rendre au nez.

En résumé, qu'il y ait ou non cause extérieure adjuvante, c'est l'élimination des toxines gastriques par la pituitaire qui détermine chez les neuro-arthritiques leur susceptibilité naso-bronchique excessive.

TRAITEMENT.

Le point de départ de ce travail, est un cas de rhino-bronchite spasmodique *apériodique* avec paroxysmes en mai, que j'ai pu suivre minutieusement puisqu'il s'agissait de *moi-même*. Il a duré des années, malgré les conseils nombreux demandés de tous côtés, et j'ai pu me guérir radicalement en quelques semaines, par un simple régime approprié, sans aucun traitement chirurgical.

C'est partant de ce fait que j'ai traité d'autres malades et obtenu le plus souvent des guérisons, toujours des améliorations considérables.

. Les observations qui accompagnent ce travail, montrent la marche rétrograde des accès parallèlement à la prolongation du traitement médical.

Nous ne donnons que onze observations de coryza périodique et apériodique guéris ou considérablement améliorés parce que nous avons choisi celles où l'intervention sur les cornets avait été pour ainsi dire nulle ; voulant ainsi montrer par des cas types l'influence de l'état général dans cette affection.

Nous avons par devers nous d'autres guérisons et améliorations, mais dans ces cas, le traitement médical a été employé conjointement avec un traitement chirurgical énergique, de sorte que ces observations ne prouveraient rien de ce que nous avançons.

Etant donné nos idées sur la question, le traitement proposé par nous, peut d'avance se concevoir. C'est à l'état gastrique que nous nous adresserons tout d'abord. Pour tous ces neuro-arthritiques prédisposés à la dyspepsie, nous instituerons un régime qui combattra les troubles de l'estomac.

On note le plus souvent des digestions lentes, avec ballonnement après les repas ; quelquefois du pyrosis, une dilatation gastrique en général moyenne, du clapotement très net dans les deux heures qui suivent l'alimentation. Ces patients sauf de la lourdeur au creux épigastrique, une bouche souvent pâteuse avec envies fréquentes de boire, ne se plaignent pas de leur estomac. Il faut même les interroger avec soin si on veut relever chez eux ces signes de dyspepsie.

Nous supprimons chez ces malades toutes les crudités, toutes les sauces et les fritures, permettant toutes les viandes grillées chaudes et surtout froides, sauf le gibier avancé. Ils peuvent prendre de tous les fruits cuits, mais avec modération ; un seul fruit crû nous semble bien toléré, c'est le raisin en ayant soin de rejeter l'enveloppe du grain.

On ne doit pas tolérer plus de un verre à deux verres au plus, de boisson par repas, vin rouge ou blanc largement coupé d'eau légèrement alcaline gazeuse, ni vin pur ni alcool, aucune boisson entre les repas.

D'après notre expérience personnelle c'est surtout la quantité de boissons prises aux repas, qu'il faut avant tout modérer. Peu à peu le fonctionnement physiologique normal de l'estomac reprend son cours et il ne faudrait pas croire que mes malades ne sont restés et ne restent guéris qu'en continuant indéfiniment ce régime. Les exercices physiques suivis d'hydrothérapie sont absolument indiqués, surtout ceux qui peuvent être pris au grand air ; canotage, bicyclette, équitation, chasse.

Comme adjuvant, j'ajoute la strychnine 1 à 3 milligrammes par jour par périodes de 15 jours avec autant de repos, et le Benzo-naphtol à la dose de 1 gramme à 1 gr. 50 pendant des semaines et par jour, sans le moindre inconvénient.

Dans le cas de digestion par trop lente je me suis toujours bien trouvé de l'administration de l'acide chlorhydrique sous la forme suivante :

Acide chlorhydrique.......... un gramme
Eau....................... 440 grammes
Sirop simple .... 60 grammes

Un verre à madère à la fin du déjeuner et du dîner.

Quand les crises nasales menacent, j'emploie avec succès les applications de vaseline mentholée liquide à 1/30 ou 1/20 soit en pulvérisations soit en pansements du nez au moyen d'un pinceau imbibé de ce liquide. C'est le seul médicament local qui me semble avoir une action sur l'hypersensibilité de la muqueuse ; la cocaïne a une action trop fugace et m'a donné des accidents.

Quant à l'atropine préconisée récemment, par Lermoyez, dans la formule où il la mélange à la strychnine, quelques malades semblent en retirer un soulagement très apparent surtout au point de vue secrétoire, mais quelques-uns présentent des phénomènes d'intoxication même à la dose de 1/4 de milligramme par jour. Nous pensons donc que tout en employant cet alcaloïde qui donne de bons résultats il faut surveiller attentivement son malade.

En parcourant la très intéressante monographie de Garel, ce qui nous a surtout frappé, c'est que la plupart des auteurs qui ont préconisé un traitement interne, ont mis sans paraître le chercher, l'estomac de leurs malades dans les meilleures conditions de bon fonctionnement physiologique, c'est ce que nous cherchons à faire, systématiquement, et peut-être avons nous là l'explication des cas de guérisons qu'ils citent. Tels entre autres Bishop, Nortou, Wilson avec leur médication et leur régime contre la diathèse urique, ou Roque, qui a guéri depuis trois ans un malade en lui prescrivant l'usage de l'eau de Vals et de Vichy pendant la période des foins. Tel serait aussi l'effet de la médication de repos absolu et de régime lacté, préconisé recemment par Nattier.

D'après ce qui précède, on pourrait nous croire absolument opposé à toute intervention opératoire sur les cornets, les épines, les tissus pathologiques du rhino-pharynx. Telle n'est point notre façon de voir, mais nous estimons que dans la rhino-bronchite spasmodique, la Médecine doit avoir le pas sur la Chirurgie. Dans un seul cas, à notre avis, on peut associer utilement les deux façons de faire, c'est au début de l'asthme des foins, très franc, très net. Ici, la cautérisation superficielle très étendue des points les plus sensibles de la pituitaire, qu'il y ait ou non des lésions apparentes, a véritablement sa raison d'être. Faite au gal-vano-cautère à plat, ou à l'acide chromique dilué, elle calme d'une façon rapide et presque parfaite l'hypersensibilité de la muqueuse. Nous ne sommes point partisan des grands délabrements (Turbinotomie entre autres) à moins qu'on soit en présence d'une obstruction nasale persistante, d'une véri-table atrésie. Il est certain qu'on a dans cette occasion le devoir pressant de rétablir aussi largement que possible la perméabilité nasale. Ces cas, sont plutôt rares, le coryza périodique se montrant le plus souvent sans graves lésions.

Pour ce qui est de l'intervention chirurgicale dans le coryza *apériodique*, quand nous ne trouvons au premier examen ni polypes, ni dégénérescences énormes, et que la muqueuse se rétracte bien sous la cocaïne à 1/10, nous diffé-rons l'opération jusqu'à ce que son utilité nous soit bien dé-montrée.

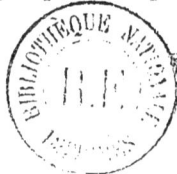

Obs. I. — Cette première observation est la nôtre propre, c'est à dire que nous avons pu suivre avec soin le malade.

Antécédents héréditaires, arthritiques ; mère rhumatisante toussant à la moindre variation de température avec des poumons absolument sains, alternance même très curieuse entre les douleurs et la toux ; père goutteux (5 attaques) guéri par l'exercice et le régime.

Antécédents personnels non moins arthritiques, migraines fréquentes dans l'enfance, surtout au Lycée, jamais pendant les vacances où je vivais constamment au grand air. Nous signalons en passant cette tendance déjà considérable aux combustions organiques insuffisantes, l'exercice au grand air ramenant l'équilibre physiologique, santé générale bonne. Vers dix-huit ans les migraines cessent et apparait la tendance très marquée au coryza, surtout du matin, durant jusqu'à 10 ou 11 heures et faisant mouiller 2 ou 3 mouchoirs.

Les éternuements sont modérés, l'hydrorrhée est le phénomène surtout marquant. A la suite de la crise, la tête est lourde et la pression des sinus frontaux douloureuse. Les bronches sont en bon état.

Arrive le volontariat où j'accomplis dans l'infanterie un service très actif, sans une heure de maladie, et avec une amélioration très marquée de ma sensibilité nasale aux variations de température. Aucune bronchite ni migraine dans l'année.

Dans les quelques semaines qui suivent mon retour dans la vie civile, sans avoir encore commencé sérieusement mes études de médecine, je suis repris plus fortement que jamais de mon coryza du matin, et aux mois d'avril et mai suivants, commence la série des paroxysmes qui devait persister jusqu'à ma guérison.

La crise durait deux ou trois semaines, débutait sans cause appréciable, était exaspérée par un petit courant d'air, la moindre poussière dans la pièce où je me trouvais. Les symptômes les plus désagréables ont toujours été la secrétion, puis en pleine crise l'impossibilité presque absolue d'ouvrir les yeux en regardant les parties éclairées par le soleil, à ce point que je devais porter un lorgnon à verres noirs. Toute la série des poudres nasales ne fesait qu'exaspérer les accès. Les oreilles ont toujours été indemnes de poussées d'otite ; l'acuité auditive était excellente de même que la vue du reste.

Comme lésion le nez présentait une hypertrophie moyenne des cornets inférieurs.

En 1889 apparaît une autre complication autrement importante pour moi, en raison de la gravité qu'elle semblait comporter. Je fus pris brusquement à l'un des paroxysmes, vers le mois de mai, d'une crise d'asthme nocturne de quatre heures environ qui cessa peu à peu après une expectoration muco-gélatineüse abondante ; sommeil de deux heures consécutif à la crise, au réveil un peu de lassitude, mais aucune gêne respiratoire. Je consulte un de mes maîtres qui me trouve la poitrine en bon état et me traite de malade imaginaire. Mes accès n'en continuent pas moins, venant sans cause appréciable, invariablement la nuit ; le coryza du matin s'espace un peu avec une alternance de sécrétions bronchiques grises gélatineuses, qu'une toux quinteuse peut seule arriver à détacher. Je consulte à nouveau et on me prescrit de la créosote, du goudron et combien d'autres modificateurs des sécrétions, sans arriver à rien. On m'affirme malgré tout que mes organes sont sains. Las de demander conseil aux amis, je prends le parti de m'observer soigneusement comme s'il avait été question d'un de mes malades, et en notant minutieusement l'emploi de mon temps et parallèlement la marche de mon affection, j'acquis rapidement la certitude que *les toxines élaborées dans mon tube gastro intestinal* étaient la seule et unique cause de tous mes ennuis.

Avais-je diné en ville, en faisant comme on ne peut guère s'y soustraire, quelques excès de table et surtout de boisson, j'étais invariablement pris dans la nuit d'un accès plus ou moins marqué d'asthme vers les deux heures du matin, se terminant par une expectoration gélatineuse.

Si à mes repas je mangeais des crudités ou si je buvais un 1/2 verre de vin pur, ma crise pour la nuit suivante était assurée et si je n'avais pas de crise chaque matin, pendant plusieurs jours, je pouvais compter sur une toux opiniâtre pendant une heure au moins toujours avec la même expectoration ; quelquefois la toux manquait, mais j'avais alors une migraine intense.

L'estomac était assez bon, un peu dilaté, digérant tout, mais avec lenteur (5 et 6 heures suivant les aliments ingérés ; sensation très nette de ballonnement après le repas, intense surtout avec certains aliments (fritures) et dans ce cas quelquefois du pyrosis dans les 3 ou 4 heures suivantes ; jamais de vomissements.

J'ajouterai que si j'étais au grand air, à la chasse par exemple, je pouvais pendant quelques jours laisser de côté tout souci de mon estomac, j'étais un autre homme : le coryza, la toux n'existaient plus.

Telle était la situation en 1892.

Après une observation minutieuse d'une année et absolument

convaincu que l'état seul de ma nutrition amenait tous les symptômes observés, je me mis au régime suivant :

Un verre de liquide par repas (1/3 vin 2/3 eau ordinaire) boisson aussi fraîche que possible été comme hiver, non glacée toutefois. Ni vin pur ni liqueurs.

Suppression absolue de toutes les fritures et des crudités.

Pain à volonté, viandes blanches et noires grillées, fruits cuits, fromages non avancés. Aucun potage, une tasse de lait au commencement du diner.

Au déjeuner et au dîner, un des cachets suivants :

Benzo naphtol...................... 0,50 centig.
Poudre de noix vomique............... 0,03 centig.

Exercices au grand air, bicyclette même l'hiver quand le temps le permettait, chasse, une fois par jour une séance d'haltères.

Suppression de toute médication nasale ou bronchique.

Dès la mise en œuvre de ce traitement, tous les symptômes observés s'atténuaient. Non seulement au bout d'un mois, les accès d'asthme n'avaient pas reparu, mais le coryza était des plus fugitifs. C'est à peine s'il y avait de l'enchiffrènement de temps en temps le matin. La santé générale devenait aussi meilleure et la résistance à la fatigue considérable. Enfin, chose notable, le mois de mai de cette année, se passait sans accès. Je tenais donc la guérison.

Le régime indiqué plus haut fut suivi strictement pendant trois mois, avec suppression par série de la médication (Benzo naphtol de noix vomique) et dans les mois suivants, il se relacha notablement sans inconvénients pour l'état du nez et des bronches.

La quantité de liquide ingéré ne dépasse toutefois jamais (sauf rares exceptions) 2 petits verres par repas, eau et vin, et les crudités ne furent prises qu'en très petites quantités.

Depuis cette époque, aucun accès d'hydrorrhée ni d'asthme ne s'est montré, et jamais ma santé générale n'a été aussi bonne. Du régime primitif je n'ai gardé (par habitude) que les deux verres de liquide, et s'il m'arrive de dépasser cette quantité ou de prendre par moment du vin pur et dés liqueurs, c'est sans inconvénient.

Obs. II. — M. X. 31 ans, horloger, habitant la province, antécédents héréditaires rhumatisants. Antécédents personnels : migraines fréquentes du jeune âge, estomac très défectueux depuis longtemps. Coryza apériodique avec crises au réveil empêchant tout travail jusqu'au déjeuner ; malade pris d'éternuements chaque matin et de poussées hydrorrhéiques 3 à 4 fois par semaine ; a manifestement une recrudescence des symptômes au moment des foins. Depuis 2 ans il est atteint en outre d'accès d'asthme tantôt nocturnes tantôt diurnes, se terminant par une sécrétion bronchique abondante.

Le malade, au moment où je le vois en 1898, est absolument désespéré, et c'est un confrère qu'il est venu consulter à Paris, qui me l'adresse. On a employé sans succès chez lui toute la médication antiasthmatique. Le nez présente de l'hypertrophie considérable des cornets inférieurs dans toute leur longueur ; sensibilité de la muqueuse normale.

L'attouchement au stylet ne provoque pas d'éternuements ; poumons en bon état, on note toutefois un léger degré d'emphysème. Estomac dilaté, malade ayant peu d'appétit, et mangeant de préférence des légumes, boit beaucoup aux repas. Oreilles saines.

J'ai fait à ce malade six cautérisations des cornets jusqu'à obtenir la perméabilité complète des fosses nasales. Ces attouchements énergiques au galvanocautère ont été faits en quatre séries, le malade venant passer un jour à Paris et retournant dès le soir en son pays ; pansements à l'huile de vaseline mentholée à 1/40.

Comme traitement général : lotions tièdes puis froides, suivies de frictions sèches chaque matin. Arseniate de strychnine 2 à 3 milligrammes par jour, par séries de 15 jours, et repos du même laps de temps. Benzo naptol 1 gr. 50 par jour.

Traitement de l'estomac ; régime sec, un verre d'eau par repas, aucune crudité, aucune friture.

Dès le premier mois, le patient constatait un mieux sensible, et n'hésitait pas à suivre scrupuleusement son régime qui lui avait semblé intolérable au début. Toutefois les crises se montraient encore de temps en temps malgré un état aussi satisfaisant que possible de la muqueuse rétractée.

Je lui conseillai de continuer avec grand soin son régime stomacal, et peu à peu les phénomènes du côté du nez et des bronches se sont amendés.

J'ai revu il y a six mois M. X. de passage à Paris, dont l'état de santé est parfait. Il a pu reprendre un régime normal. La muqueuse nasale est encore un peu volumineuse, mais ne gêne nullement la respiration par le nez.

Obs, III. — Confrère parisien, 45 ans, de robuste santé, mangeant rapidement en raison d'une clientèle très chargée, et pris depuis de longues années d'obstruction nasale à bascule et de crises de sécrétions nasales apériodiques. Dans ce cas la cause des crises était manifeste, ces dernières résultant presque toujours de séries de diners en ville ou de surmenage.

Nez à cornets turgescents surtout la tête des cornets inférieurs, sensibilité extrême au contact du stylet qui provoquait des éternuements sans fin. Oreilles un peu atteintes par catarrhe tubaire.

Douleur par pression au niveau des sinus frontaux transparents à l'éclairage électrique. Cette douleur devient très vive au moment de la crise du matin et il persiste souvent jusqu'au déjeuner une lourdeur de tête très-gênante pour tout travail intellectuel. Malade très sanguin n'ayant jamais souffert de l'estomac où l'examen décelait pourtant un clapotement des plus nets. Ballonnement après le repas.

En quatre séances les cornets étaient réduits au galvano-cautère ; pansements à la vaseline boriquée légèrement mentholée. Diminution de la quantité des boissons ; 1 gr. 50 de Benzo naphtol par jour.

Le mieux a été de suite sensible mais n'est devenu une guérison qu'après deux mois environ de régime sévère.

Ce malade, guéri depuis 1898, a noté d'une façon très nette l'influence chez lui d'un excès stomacal quelconque sur l'abondance de la sécrétion et sur l'obstruction nasale.

Obs. IV. — Mme X. 34 ans, habitant Paris, très nerveuse, ne présentant rien d'intéressant dans ses antécédents personnels héréditaires, mène une vie de surmenage partagée entre la surveillance d'un grand commerce et de nombreuses sorties mondaines.

Excès de table énormes chez une malade très étonnée d'être aussi souffrante après des repas plus que copieux et les vins fins qu'elle prend journellement.

Mme X est atteinte de coryza perpétuel déterminant peu d'éternuements mais une toux quinteuse par sécrétions nasales s'écoulant dans le pharynx. La muqueuse du nez est rouge vif, peu hyperthrophiée, mais les fosses nasales sont très étroites par la conformation même de l'organe. Il est presque impossible de toucher la muqueuse au stylet, tant cela détermine de la douleur, s'irradiant jusqu'à l'occiput.

Estomac dilaté avec pyrosis fréquent ; je n'ai pratiqué à cette malade que deux cautérisations nasales qui n'ont du reste rien produit ni au point de vue de la diminution de la sensibilité excessive, ni au point de vue de la sécrétion et de la toux consécutive.

Elle avait suivi autrefois le même traitement appliqué par un de mes confrères, sans résultat aucun.

En présence de son état stationnaire, la malade consent à se mettre au régime sec, et surtout à supprimer le champagne et les vins fins, de même que le thé de cinq heures. Je lui donne à l'intérieur deux milligrammes de sulfate de strychnine et 1/4 de milligramme de sulfate d'atropine par jour ; elle doit diminuer la dose de moitié dès le 4° jour à cause d'une sécheresse extrême de la gorge.

En huit jours, les quintes de toux et la sécrétion nasale diminuent peu à peu ; un mois après, tout était fini .

La guérison de cette malade remonte à dix mois environ. Je sais par son médecin qu'elle continue à bien aller et aussi qu'elle s'observe comme alimentation par peur d'être reprise de ses quintes de toux.

Obs. V. — M. X, notaire en province, 40 ans, tempérament sanguin, petit, visage coloré, légèrement obèse, arthritique avéré, est atteint de rhinite spasmodique *périodique*, depuis trois ans, quand il vient nous consulter en 1898.

C'est dans les premiers jours de mai que chaque année, brusquement, le prennent les accès d'asthme des foins. On note chez lui à ce moment des éternuements incessants et un écoulement de sécrétions nasales véritablement prodigieux. La crise tout en diminuant peu à peu d'intensité dure pendant 4 à 6 semaines, empêchant pour ainsi dire tout travail.

Ce patient dont le nez a été largement cautérisé par un confrère de province n'a retiré aucun profit de l'intervention. C'est un gros buveur, aux repas, 4 à 5 verres de liquide, (plutôt vin pur) ; ballonnement fréquent après le déjeuner ou le dîner. — Au moment où je l'examine pour la première fois, comme aujourd'hui du reste, la muqueuse est tomenteuse, épaissie, mais ne se laisse pas déprimer au stylet. La partie antérieure des cornets est le siège d'une sensibilité excessive ; le moindre attouchement provoque une série d'éternuements et de larmoiement intense. J'ai cautérisé moi-même les points particulièrement sensibles de la muqueuse, sans résultat bien net ; le régime sec, associé à la strychnine a notablement amélioré le malade au point que pendant l'année 1898, il a pu commencer fin mai à faire de la bicyclette et des lotions froides, lui qui ne pouvait sortir au soleil qu'avec une ombrelle et des verres fumés. En 1899, l'accès a été pour ainsi dire nul. Cette année, il y a eu un accès tous les huit jours (durant 12 heures environ) pendant 3 fois ; mais il y avait

eu relâche manifeste du régime que j'avais recommandé de suivre tout spécialement à cette époque. Les crises ont du reste été
bénignes, et ce malade, s'il n'est pas radicalement guéri, est
du moins amélioré dans des proportions telles qu'il estime être
devenu un autre homme.

Dans ce cas, les cautérisations de la muqueuse nasale n'ont
rien produit ce qui est une anomalie, étant donné la périodicité
bien nette des accès.

Obs. VI. — M. X, 38 ans, employé à la vente dans un grand
magasin de Paris. Santé générale bonne. Antécédents héréditaires sans intérêt, très nerveux. Pris depuis des années de rhumes de
cerveau presque journalier avec douleurs dans le front comme
suite aux crises du matin. Le malade vu par nous en 1898, paraît
beaucoup plus vieux que son âge. — Estomac dilaté, éructations
abondantes, mange très vite à déjeuner au restaurant et boit
beaucoup aux repas.

Le nez est complètement obstrué des deux côtés par des hyper-
trophies polypoïdes volumineuses ; queues de cornets descendant
dans le pharynx. Le malade est très affirmatif sur ce point que le
nez s'est bouché petit à petit ; chaque poussée congestive nasale a
donc laissé après elle un reliquat de l'hypertrophie passagère
qui peu à peu est devenue permanente, au point d'empêcher complètement la respiration par les fosses nasales.

En quelques séances, les tissus pathologiques étaient enlevés
ou cautérisés, et le malade *renaissait à la vie*, suivant son expres-
sion, maintenant qu'il pouvait respirer autrement que par la bouche. Je désirais suivre mon opéré, mais il allait mieux et ne re-
vint me voir que l'année suivante, vers le mois de février.

La respiration nasale était toujours possible et le coryza journalier très peu marqué, mais il existait des recrudescences de sécrétion et d'éternuements plusieurs fois par semaine ou toutes les
deux semaines, sans cause appréciable pour le malade.

Je le mis au régime sec, en insistant surtout sur la nécessité de
diminuer la quantité des boissons ne tolérant qu'un verre par
repas. Benzo-naphtol et strychnine à l'intérieur.

Ce patient, sans attouchement aucun de son nez est resté guéri.
C'est à peine s'il est de temps en temps un peu enchifrené ; il a
pu se relâcher notablement de la sévérité du régime, et son estomac fonctionne bien actuellement.

Obs. VII. — Mlle X., 19 ans, atteinte depuis plusieurs années
de crises d'asthme et de coryza fréquent, m'est adressée en déses-

poir de cause par le médecin de la famille qui me prie de recher-
cher si l'état du nez n'a pas en ce cas d'influence sur les bronches.

Malade à teint terreux ; migraineuse ; foie un peu hypertrophié,
estomac volumineux ; digestions plutôt mauvaises ; a une hygiène stomacale déplorable, dinant souvent en ville où elle ab-
sorbe de tout en abondance. Boit beaucoup aux repas, souvent
entre ceux-là, toujours altérée (ni diabète ni albuminurie) cons-
tipation fréquente.

Les poumons sont un peu emphysémateux, le nez présente une
hypertrophie du cornet inférieur à droite et une hypertrophie de
la muqueuse de la cloison à gauche.

Je cautérise les points malades, et en quelques séances la respiration nasale est facile, et le coryza très amélioré ; les accès
d'asthme n'en persistent pas moins, venant irrégulièrement, toujours accompagnés d'obstruction du nez et de sécrétions très
abondantes.

Cette jeune malade qui avait refusé notre régime, s'y décide
pourtant, et de ce jour les crises s'espacent au point de disparaî-
tre complètement.

La guérison date maintenant de 10 mois et ne s'est pas démentie
à ce jour.

Obs. VIII. — M. X., Dentiste à Paris, 36 ans, atteint depuis
des années de coryza journalier, d'obstruction du nez à bascule,
d'accès d'asthme fréquents et de sécrétions bronchiques intenses
avec recrudescence au printemps, vient me consulter au commencement de 1899 pour son affection.

Père et mère rhumatisants ; lui-même a eu du rhumatisme aigu ;
estomac très défectueux avec pyrosis fréquent, ballonnement après
les repas, ne vomit jamais.

Le nez présente de l'hypertrophie modérée, mais la muqueuse
est blanchâtre, plissée, très sensible au contact du stylet ; pharynx
rouge ; oreilles bonnes.

L'estomac est large, clapote deux heures après le repas.

Ce malade refusant toute intervention sur la muqueuse nasale,
je le mets au régime, avec Benzo-naphtol 1 gr. 50 par jour.

En quelques semaines tout rentrait dans l'ordre, et ce client que
j'ai revu plusieurs fois, en dehors de mon cabinet, se considère
comme guéri.

C'est un cas bien probant de rhino-bronchite spasmodique
apériodique, par auto-intoxication.

Obs. IX. — M. X..., 39 ans, propriétaire à Paris, passant au moins huit mois par an à la campagne ; excellente santé ; issu de parents goutteux est atteint chaque année depuis 12 à 15 ans d'asthme des foins dans la première quinzaine de mai.

Les crises sont très pénibles et pendant 15 jours environ, le malade est confiné à la chambre, mouchant, éternuant et larmoyant presque sans arrêt.

Il a essayé quelques traitements pharmaceutiques, mais n'a jamais suivi une médication active.

A mon premier examen fait d'une façon fortuite en janvier 1900 (M. X. accompagnait sa femme en traitement chez moi), je constatai des fosses nasales étroites, avec une muqueuse peu hypertrophiée, mais d'une sensibilité excessive au moindre attouchement avec le stylet.

L'examen détermina une série d'éternuements très violents. L'estomac, sans être mauvais, laissait beaucoup à désirer, surtout quand le malade prenait certains aliments ou avait trop dîné en ville.

Ce patient présentait chaque matin dans le courant de l'année quelques éternuements.

Je lui proposai de suivre deux mois avant l'échéance fatale annuelle, un traitement contre sa crise d'asthme des foins, et cette année il n'y a eu aucun accès, ce qui ne s'était pas présenté depuis le début de la maladie.

J'ajouterai que je n'ai fait aucune cautérisation nasale.

J'ai prescrit à M. X..., pendant 15 jours, avec autant de repos consécutif, puis reprise du traitement :

Sulfate de strychnine, deux puis quatre milligrammes.

Sulfate d'atropine 1/4 de milligramme (sans augmenter la dose).

Pendant les 15 jours de repos, 1 gr. 50 de Benzo-naphtol par jour, en trois fois ; il suivait, en outre, strictement le régime que je prescris en ce cas.

Chaque matin au réveil, il passait dans chaque narine un tampon de ouate imbibé de vaseline mentholée à 1/30.

Obs. X. — Madame X..., 27 ans, habitant un petit bourg de province, m'est adressée par son médecin en 1898, pour des crises d'asthme et d'éternuements apériodiques, avec recrudescence au printemps, où la santé devient très précaire depuis 4 ou 5 ans, à la suite des accès.

Issue de famille rhumatisante, cette malade n'a présenté aucun accident de cette nature, elle a eu seulement et a encore de fréquentes migraines.

Le nez, au moment de mon examen, est complètement obstrué; les cornets inférieurs des deux côtés sont hypertrophiés ; la cloison à droite et à gauche présente des parties très érectiles sim u-lant de véritables épines.

Estomac dilaté, digestions très défectueuses, indigestions fréquentes.

Les crises d'asthme font toujours suite à une crise de coryza, elles durent quelquefois 12 heures, les deux premières heures étant extrêmement pénibles. Elles se produisent aussi bien le jour que la nuit.

Je pensai que la destruction de tous les tissus malades dans le nez devait amener, en raison de la grosseur des lésions, une amélioration considérable ; il n'en fut rien.

La respiration nasale devint très facile en dehors des accès, ce qui n'existait pas avant, mais les accès ne s'en reproduisirent pas moins 2 et 3 fois par semaine.

La malade voulut bien alors se soumettre à mon régime alimentaire, auquel j'ajoutai 2 à 4 milligrammes de strychnine par jour pendant un mois (10 jours de médication, 10 jours de repos....). Pendant *cinq* mois la guérison fut complète, et les crises se produisirent à nouveau une fois par mois environ avec le relâchement du régime. Il y eut des alternatives de mieux et de mal pendant l'année 1899, et dans les premiers mois de cette année, je vois la malade qui avait abandonné tout traitement depuis longtemps et présentait *régulièrement chaque vendredi* une crise de coryza spasmodique, suivi d'asthme pendant cinq à dix heures.

Le nez était complètement libre à droite et présentait à gauche un peu d'hypertrophie du cornet inférieur (tête) que je détruisis de suite au galvano-cautère.

Contre cette périodicité, je prescrivis sans le moindre succès la quinine, et en désespoir de cause, la malade se remit à mon régime. Les crises se sont espacées, elles se montrent tous les 15 jours environ, et j'espère, pour cette patiente encore en traitement, arriver en prolongeant un temps suffisant le régime et en y joignant une médication régulatrice des fonctions des vaso-moteurs, arriver à un excellent résultat.

OBS. XI. — Monsieur X.., 29 ans, atteint depuis 6 ans d'asthme des foins dès les premières chaleurs de mai, vient me consulter cette année en février, me demandant un moyen d'éviter les accès.

Il n'avait encore suivi aucun traitement spécial ; toutes les poudres vendues comme spécifiques, avaient été essayées sans résultat.

Les accès chez lui sont typiques, débutant par de la congestion nasale, des picotements dans le nez, du larmoiement, puis des éternuements répétés. A ce moment, apparaît la sécrétion qui est incessante, puis la céphalalgie. Au bout de quelques jours (15 à 20) les crises s'amendent, mais les bronches se prennent à mesure que le coryza devient purulent. La gêne de la respiration est modérée, mais la sécrétion bronchique intense et persistante pendant 2 semaines environ.

Tout rentre peu à peu dans l'ordre. Chez ce malade, le fait de se promener dans le foin fraîchement coupé, amène infailliblement la crise printanière ; nous insistons sur ce point, parce qu'il nous a été précieux comme moyen de contrôle de la sensibilité du sujet, après un traitement préventif.

L'état général était bon, l'estomac plutôt délicat, légèrement ectasié.

Le nez présentait des cornets peu hyperthrophiés avec une muqueuse extrêmement sensible aux moindres attouchements du stylet ; les cornets inférieurs étaient les parties les plus facilement excitables.

Je cautérisai superficiellement les cornets inférieurs au galvano, et dès le 1er avril, je mis le malade à la strychine et au Benzo-naphtol, avec le régime que je prescris habituellement.

Les premiers jours de mai arrivent sans apparence de crise, et je conseille au malade ravi, de tenter l'expérience du foin coupé ; elle est décisive, en ce sens que l'asthme des foins semble enrayé chez lui.

Le 23 mai, après une séance prolongée d'automobile dans la poussière énorme qu'il y avait alors, vu la sécheresse, et aussi des excès franchement avoués (boissons et autres), apparaît un léger accès de 24 heures, sans bronchite.

Je vois le malade 12 heures après la fin de la crise qui n'a laissé aucun abattement ; la muqueuse nasale présente une sensibilité qui me semble normale.

Je fais continuer le traitement (régime et médicaments) en ajoutant des attouchements à l'huile mentholée à 1/30.

Les premiers jours de juin arrivent sans encombre, et le 7, apparaît une menace de crise après infraction au régime.

En somme, le malade est très satisfait, et si nous ne sommes pas sûr de la guérison, nous avons le moyen d'amener une atténuation telle des symptômes, que c'est à notre sens un résultat bien appréciable. Nous ferons remarquer que la reprise des accidents a toujours coïncidé avec des excès de boisson et d'alimentation, et que le régime seul, sans attouchement aucun du nez, a enrayé la marche de la crise.

CONCLUSIONS

1° Un état général neuro-arthritique, c'est-à-dire prédisposant aux troubles gastriques se retrouve toujours chez les malades atteints de coryza spasmodique *périodique* et *apériodique*.

2° La viciation des phénomènes chimiques de la digestion, donne lieu chez ces sujets à la production de *toxines* s'éliminant par la pituitaire, excitant par intoxication les filets nasaux (secrétoires, vaso-dilatateurs, sensitifs) du nerf maxillaire supérieur.

3° Ainsi s'expliquent les poussées de sécrétion, d'obstruction, d'éternuement, survenant d'emblée, ou produites en certains cas par les poussières (Pollen ou autres), agissant sur cette muqueuse en état de susceptibilité excessive du fait de l'élimination des toxines.

4° L'asthme concomitant s'explique par le même processus du côté de la muqueuse bronchique.

5° Partant de ces données, un traitement médical approprié doit être la base de toute intervention sérieuse ; la chirurgie du nez ne venant qu'en second lieu et dans certaines conditions déterminées.

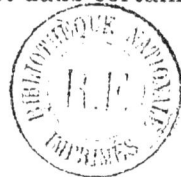

Clermont (Oise). — Imprimerie Daix frères.

DU MÊME AUTEUR

De l'examen du pharynx nasal. (*Annales des maladies de l'oreille*).

Sur une cause rare d'épitaxis. (*France médicale*, mai 1892, n° 19).

Hygiène de l'oreille, soins préventifs contre les affections auriculaires, 1 volume 130 pages. (*Société d'éditions scientifiques*, Paris 1892).

De l'incision précoce du tympan dans l'otite moyenne aiguë simple. (*Annales des maladies de l'oreille*, octobre 1892).

Du perchlorure de fer comme traitement de la rhinite chronique hypertrophique. (*France Médicale*, 19 janvier 1894).

Des abcès de l'amygdale linguale. (*Société Française d'otologie et laryngologie*, session de 1894).

De l'électrisation dans certaines affections auriculaires. (*France Médicale*, août 1895).

De la synergie auriculaire exagérée. (*Société Française d'otologie et laryngologie*, session de 1895).

De l'électro-amygdalotomie, comme moyen d'ablation des amygdales sans hémorrhagie. (Communication à la *Société Médicale* du VIII° arrondissement, mars 1898).

Du traitement de l'hématome de la cloison. (*Société Française d'otologie*, session de 1896).

Localisations pharyngiennes rares dans la syphilis héréditaire tardive. (*Annales des maladies de l'oreille*, août 1896).

Le coryza à répétition — pathogénie — traitement. (*France Médicale*, mars 1896).

Un nouveau procédé d'ablation du mur de la logette. (*Archives internationales de laryngologie*, n° 1, 1897).

Du traitement chirurgical dans l'otite moyenne sèche. (*Société Française d'otologie*, mai 1897, et *Archives internationales de laryngologie*, n° 3, 1897).

Un cas de corps étranger du canal nasal gauche (avec épreuve radiographique), *durée du séjour 42 ans, extirpation.* (*Société Française d'otologie et rhinologie, session de mai 1898*).

De la cure radicale des sinusites maxillaires. (*Journal d'odontologie*, janvier 1899).

Des kystes de l'amygdale. (*Société Française de laryngologie*, mai 1899).

De l'utilité de l'intervention chirurgicale dans la paralysie faciale d'origine auriculaire. (*France Médicale*, n° 6, 1899).

Du traitement chirurgical de l'Amygdalite chronique. (*Archives de Thérapeutique*, octobre 1899).

La syphilis nasale méconnue. (*Société Française d'otologie*, mai 1900).

Clermont (Oise). — Imp. Daix frères.